www.ingramcontent.com/pod-product-compliance
Lightning Source LLC
Chambersburg PA
CBHW072152170526
45158CB00004BA/1616
* 9 7 8 1 0 7 7 3 5 5 0 6 4 *